El Libro De Recetas De La Dieta Cetogénica 2021

Una Increíble Colección De Las Más Populares Recetas Saludables Y Sabrosas Para Su Dieta Cetogénica

Allison Rivera
Estrella Blanco

Tabla ocontenido

BATIDOS Y RECETAS DE DESAYUNO

Hamburguesa de chaffle de Pavo

Tiempo de preparación: 10 minutos

Tiempo de cocción: 10 minutos

Porciones: 2

ingredientes:

- 2 tazas de pavo molido
- Sal y pimienta al gusto
- 1 cucharada de aceite de oliva
- 4 rozaduras de ajo
- 1 taza de lechuga romana picada
- 1 tomate en rodajas
- mayonesa
- salsa de tomate

Indicaciones:

1. Combine el pavo molido, la sal y la pimienta.
2. Forma 2 empanadas gruesas de hamburguesa.
3. Añadir el aceite de oliva a una sartén a fuego medio.
4. Cocine la hamburguesa de pavo hasta que esté completamente cocinada en ambos lados.
5. Esparce la mayonesa en el rozaduras.
6. Cubra con la hamburguesa de pavo, lechuga y tomate.
7. Chorro ketchup en la parte superior antes de rematar con otro chaffle.

nutrición:

Calorías 555

Grasa total 21.5g

Grasa saturada 3.5g

Colesterol 117mg

Sodio 654mg

Carbohidratos totales 4.1g

Fibra dietética 2.5g

Proteína 31.7g

Azúcares totales 1g

Chocolate y almendras

Tiempo de preparación: 5 minutos

Tiempo de cocción: 12 minutos

Porciones: 3

ingredientes:

- 1 huevo
- 1/4 de taza de queso mozzarella rallado
- 1 oz. de queso crema
- 2 cucharaditas de edulcorante
- 1 cucharadita de vainilla
- 2 cucharadas de cacao en polvo
- 1 cucharadita de polvo de hornear
- 2 cucharadas de almendras picadas
- 4 cucharadas de harina de almendras

método:

1. Mezcle todos los ingredientes en un tazón mientras el fabricante de gofres se está precalentando.
2. Vierta parte de la mezcla en el fabricante de gofres.
3. Cierre y cocine durante 4 minutos.
4. Transfiera el chaffle a un plato. Dejar enfriar durante 2 minutos.
5. Repita los pasos utilizando la mezcla restante.

Valor nutricional:

- Calorías 167
- Grasa total 13.1g
- Grasa saturada 5g
- Colesterol 99mg
- Sodio 99mg
- Potasio 481mg
- Carbohidratos totales 9.1g
- Fibra dietética 3.8g
- Proteína 7.8g
- Azúcares totales 0.8g

Sándwich cremoso
de pan de pollo

Tiempo de preparación: 5 minutos

Tiempo de cocción: 10 minutos

Porciones: 2

ingredientes:

- Spray de cocina
- 1 taza de filete de pechuga de pollo, en cubos
- Sal y pimienta al gusto
- 1/4 de taza de crema multiusos
- 4 rozaduras de ajo
- Perejil picado

Indicaciones:

1. Rocía tu sartén con aceite.
2. Ponlo a fuego medio.
3. Agregue los cubos de filete de pollo.
4. Sazona con sal y pimienta.
5. Reduzca el fuego y agregue la crema.
6. Esparce la mezcla de pollo encima del azafnado.
7. Decorar con perejil y tapa con otro chaffle.

nutrición:

Calorías 273

Grasa total 38.4g

Grasa saturada 4.1g

Colesterol 62mg

Sodio 373mg

Carbohidratos totales 22.5g

Fibra dietética 1.1g

Azúcares totales 3.2g

Proteína 17.5g

Potasio 177mg

Gasa de ternera

salada

Tiempo de preparación: 10 minutos

Tiempo de cocción: 15 minutos

Porciones: 2

ingredientes:

- 1 cucharadita de aceite de oliva
- 2 tazas de carne molida
- Sal de ajo al gusto
- 1 pimiento rojo, cortado en rodajas
- 1 pimiento verde, cortado en tiras
- 1 cebolla picada
- 1 hoja de laurel
- 2 rozaduras de ajo
- mantequilla

Indicaciones:

1. Pon la sartén a fuego medio.
2. Agregue el aceite de oliva y cocine la carne molida hasta que se dore.
3. Sazona con sal de ajo y añade hoja de laurel.
4. Escurrir la grasa, transferir a un plato y reservar.
5. Deseche la hoja de laurel.
6. En la misma sartén, cocine la cebolla y los pimientos durante 2 minutos.

7. Vuelve a poner la carne en la sartén.

8. Caliente durante 1 minuto.

9. Esparce la mantequilla encima del chaffle.

10. Agregue la carne molida y verduras.

11. Enrolla o dobla el chaffle.

nutrición:

Calorías 220

Grasa total 17.8g

Grasa saturada 8g

Colesterol 76mg

Sodio 60mg

Carbohidratos totales 3g

Fibra dietética 2g

Azúcares totales 5.4g

Proteína 27.1g

Potasio 537mg

Bruschetta Chaffle

Tiempo de preparación: 5 minutos

Tiempo de cocción: 5 minutos

Porciones: 2

ingredientes:

- 2 rozaduras básicas
- 2 cucharadas de salsa marinara sin azúcar
- 2 cucharadas de mozzarella, destrozada
- 1 cucharada de aceitunas en rodajas
- 1 tomate en rodajas
- 1 cucharada de salsa pesto amigable con keto
- Hojas de albahaca

Indicaciones:

1. Extienda la salsa marinara en cada rozadura.
2. Cucharear pesto y esparcir encima de la salsa marinara.
3. Cubra con el tomate, las aceitunas y la mozzarella.
4. Hornee en el horno durante 3 minutos o hasta que el queso se haya derretido.
5. Decorar con albahaca.
6. Sirva y disfrute.

nutrición:

Calorías 182

Grasa total 11g

Grasa saturada 6.1g

Colesterol 30mg

Sodio 508mg

Potasio 1mg

Carbohidratos totales 3.1g

Fibra dietética 1.1g

Proteína 16.8g

Azúcares totales 1g

Huevo &chives chaffle sandwich roll

Tiempo de preparación: 5 minutos

Tiempo de cocción: 0 minutos

Porciones: 2

ingredientes:

- 2 cucharadas de mayonesa
- 1 huevo duro, picado
- 1 cucharada de cebollinos picados
- 2 rozaduras básicas

Indicaciones:

1. En un tazón, mezcle la mayonesa, el huevo y los cebollinos.
2. Esparce la mezcla encima de los rozaduras.
3. Tira el chaffle.

nutrición:

Calorías 258

Grasa total 14.2g

Grasa saturada 2.8g

Colesterol 171mg

Sodio 271mg

Potasio 71mg

Carbohidratos totales 7.5g

Fibra dietética 0.1g

Proteína 5.9g

Azúcares totales 2.3g

Chaffles asiáticos

de coliflor

Tiempo de preparación: 20 minutos

Tiempo de cocción: 28 minutos

Porciones: 4

<u>**ingredientes:**</u>

Para los rozaduras:

- 1 taza de arroz de coliflor al vapor

- 1 huevo grande, batido

- Sal y pimienta negra recién molida al gusto

- 1 taza de queso parmesano finamente rallado

- 1 cucharadita de semillas de sésamo

- 1/4 de taza de cebolletas frescas picadas

Para la salsa de inmersión:

- 3 cucharadas de aminoácidos de coco

- 1 1/2 cucharada de vinagre normal

- 1 cucharadita de puré de jengibre fresco

- 1 cucharadita de pasta de ajo fresco

- 3 cucharadas de aceite de sésamo

- 1 cucharadita de salsa de pescado

- 1 cucharadita de hojuelas rojas de chile

Indicaciones:

1. Precalentar la plancha de gofres.
2. En un tazón mediano, mezcle el arroz de coliflor, el huevo, la sal, la pimienta negra y el queso parmesano.
3. Abra el hierro y agregue una cuarta parte de la mezcla. Cierre y cocine hasta que esté crujiente, 7 minutos.
4. Transfiera el chaffle a un plato y haga 3 chaffles más de la misma manera.
5. Mientras tanto, prepara la salsa de inmersión.
6. En un tazón mediano, mezcle todos los ingredientes para la salsa de inmersión.
7. Prepara los azafrán, decora con las semillas de sésamo y las cebolletas y sirve con la salsa de inmersión.

nutrición:

Calorías 231

Grasas 18.88g

Carbohidratos 6.32g

Carbohidratos netos 5.42g

Proteína 9.66g

Chaffles de perritos calientes

Tiempo de preparación: 15 minutos

Tiempo de cocción: 14 minutos

Porciones: 2

ingredientes:

- 1 huevo batido
- 1 taza de queso cheddar finamente rallado
- 2 salchichas de perrito caliente, cocinadas
- Aderezo de mostaza para cobertura
- 8 rodajas de pepinillo

Indicaciones:

1. Precalentar la plancha de gofres.
2. En un tazón mediano, mezcle el huevo y el queso cheddar.
3. Abra el hierro y agregue la mitad de la mezcla. Cierre y cocine hasta que esté crujiente, 7 minutos.
4. Transfiera el chaffle a un plato y haga un segundo chaffle de la misma manera.
5. Para servir, cubra cada chaffle con una salchicha, arremolina el aderezo de mostaza en la parte superior, y luego divida las rodajas de pepinillo en la parte superior.
6. ¡disfrutar!

<u>nutrición:</u>

Calorías 231

Grasas 18.29g

Carbohidratos 2.8g

Carbohidratos netos 2.6g

Proteína 13.39g

Camarones picantes y chaffles

Tiempo de preparación: 15 minutos

Tiempo de cocción: 31 minutos

Porciones: 4

ingredientes:

Para el camarón:

- 1 cucharada de aceite de oliva
- 1 libra de camarón jumbo, pelado y desveinado
- 1 cucharada de condimento criollo
- Sal al gusto
- 2 cucharadas de salsa picante
- 3 cucharadas de mantequilla
- 2 cucharadas de cebolletas frescas picadas para decorar

Para los rozaduras:

- 2 huevos batidos
- 1 taza de queso Monterey Jack finamente rallado

Indicaciones:

Para el camarón:

1. Caliente el aceite de oliva en una sartén mediana a fuego medio.
2. Sazona el camarón con el condimento criollo y la sal. Cocine en el aceite hasta que esté rosado y opaco en ambos lados, 2 minutos.

3. Vierta la salsa picante y la mantequilla. Mezcle bien hasta que el camarón esté adecuadamente cubierto en la salsa, 1 minuto.

4. Apague el fuego y reserve.

Para los rozaduras:

1. Precalentar la plancha de gofres.

2. En un tazón mediano, mezcle los huevos y el queso Monterey Jack.

3. Abra el hierro y agregue una cuarta parte de la mezcla. Cierre y cocine hasta que esté crujiente, 7 minutos.

4. Transfiera el chaffle a un plato y haga 3 chaffles más de la misma manera.

5. Corta los pajas en cuartos y colóquelos en un plato.

6. Cubra con los camarones y decore con las cebolletas.

7. Sirva caliente.

nutrición:

Calorías 342

Grasas 19.75g

Carbohidratos 2.8g

Carbohidratos netos 2.3g

Proteína 36.01g

Chaffles jalapeños

de pollo

Tiempo de preparación: 15 minutos

Tiempo de cocción: 14 minutos

Porciones: 2

ingredientes:

- 1/8 de taza de queso parmesano finamente rallado
- 1/4 de taza de queso cheddar finamente rallado
- 1 huevo batido
- 1/2 taza de pechugas de pollo cocidas, cortadas en cubos
- 1 pimiento jalapeño pequeño, sin semilla y picado
- 1/8 cucharadita de ajo en polvo
- 1/8 cucharadita de cebolla en polvo
- 1 cucharadita de queso crema, suavizado

Indicaciones:

1. Precalentar la plancha de gofres.
2. En un tazón mediano, mezcle todos los ingredientes hasta que se combinen adecuadamente.
3. Abra el hierro y agregue la mitad de la mezcla. Cierre y cocine hasta que esté crujiente, 7 minutos.
4. Transfiera el chaffle a un plato y haga un segundo chaffle de la misma manera.
5. Deje enfriar y servir después.

nutrición:

Calorías 201

Grasas 11.49g

Carbohidratos 3.76g

Carbohidratos netos 3.36g

Proteína 20.11g

Nachos de pollo y azafnado

Tiempo de preparación: 15 minutos

Tiempo de cocción: 33 minutos

Porciones: 4

<u>ingredientes:</u>

Para los rozaduras:

- 2 huevos batidos
- 1 taza de mezcla de queso mexicano finamente rallado

Para la cobertura de queso de pollo:

- 2 cucharadas de mantequilla
- 1 cucharada de harina de almendras
- 1/4 de taza de leche de almendras sin endulza
- 1 taza de queso cheddar finamente rallado + más para decorar
- 3 rodajas de tocino, cocidas y picadas
- 2 tazas de pechugas de pollo cocidas y cortadas en cubos
- 2 cucharadas de salsa picante
- 2 cucharadas de cebolletas frescas picadas

<u>Indicaciones:</u>

Para los rozaduras:

1. Precalentar la plancha de gofres.

2. En un tazón mediano, mezcle los huevos y la mezcla de queso mexicano.

3. Abra el hierro y agregue una cuarta parte de la mezcla. Cierre y cocine hasta que esté crujiente, 7 minutos.

4. Transfiera el chaffle a un plato y haga 3 chaffles más de la misma manera.

5. Coloque los rozaduras en los platos de servicio y reserve para servir.

Para la cobertura de queso de pollo:

1. Derretir la mantequilla en una sartén grande y mezclar en la harina de almendras hasta que se dore, 1 minuto.

2. Vierta la leche de almendras y bata hasta que esté bien combinada. Cocine a fuego lento hasta que espese, 2 minutos.

3. Agregue el queso para derretir, 2 minutos y luego mezcle el tocino, el pollo y la salsa picante.

4. Coloca la mezcla en los azafrones y cubre con un poco más de queso cheddar.

5. Decorar con las cebolletas y servir inmediatamente.

nutrición:

Calorías 524

Grasas 37.51g

Carbohidratos 3.55g

Carbohidratos netos 3.25g

Proteína 41.86g

Batido de arándanos de queso

Tiempo de preparación: 5 minutos Tiempo de cocción: 5 minutos Servir: 1

ingredientes:

- 1 taza de leche de almendras sin endulza
- 1/2 taza de hielo
- 1/4 cucharadita de vainilla
- 5 gotas de stevia líquida
- 1 cucharada de proteína de vainilla en polvo
- 1/3 taza de arándanos
- 2 oz de queso crema

Indicaciones:

1. Agregue todos los ingredientes a la licuadora y licúe hasta que estén suaves.
2. Sirva y disfrute.

Valor nutricional (cantidad por porción):

Calorías 380

Grasa 23,5 g

Carbohidratos 6.1 g

Azúcar 5,3 g

Proteína 32,7 g

Colesterol 64 mg

Batido de proteína
de fresa

Tiempo de preparación: 5 minutos Tiempo de cocción: 5 minutos Servir: 1

ingredientes:

- 1/3 taza de fresas
- 1/3 taza de agua
- 1/2 taza de leche de almendras sin endulza
- 1/2 cucharada de proteína de vainilla en polvo
- 1 cucharada de mantequilla de almendras

Indicaciones:

Agregue todos los ingredientes a la licuadora y licúe hasta que estén suaves.

Sirva y disfrute.

Valor nutricional (cantidad por porción):

Calorías 189

Grasa 10,9 g

Carbohidratos 7,9 g

Azúcar 3,2 g

Proteína 17,7 g

Colesterol 1 mg

RECETAS DE CERDO, CARNE DE RES Y CORDERO

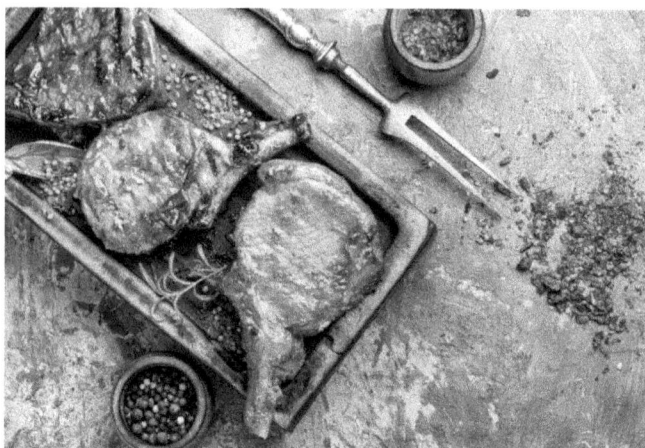

Chuletas de cerdo

sabrosas

Tiempo de preparación: 10 minutos Tiempo de
cocción: 8 horas

Saque: 4

ingredientes:

- 4 chuletas de cerdo, deshuesadas
- 1/2 cucharada de ajo en polvo
- 1 cucharada de pimentón
- 3 dientes de ajo picados
- 1 taza de caldo de verduras
- 1/4 de taza de aceite de oliva
- 1/2 cucharadita de albahaca seca
- 1/2 cucharadita de orégano seco
- 1 cucharada de condimento italiano
  - pimienta
  - sal

Indicaciones:

1. En un tazón, mezcle la albahaca, el orégano, el condimento italiano, el ajo en polvo, el pimentón, el ajo, el caldo y el aceite de oliva. Vierta en la olla de roca.

2. Sazona las chuletas de cerdo con pimienta y sal y

colócalos en la olla de roca.

3. Cubra y cocine a fuego lento durante 8 horas.

4. Sirva y disfrute.

Valor nutricional (cantidad por porción):

Calorías 390

Grasa 32 g

Carbohidratos 4 g

Azúcar 1 g

Proteína 20 g

Colesterol 70 mg

RECETAS DE MARISCOS Y PESCADOS

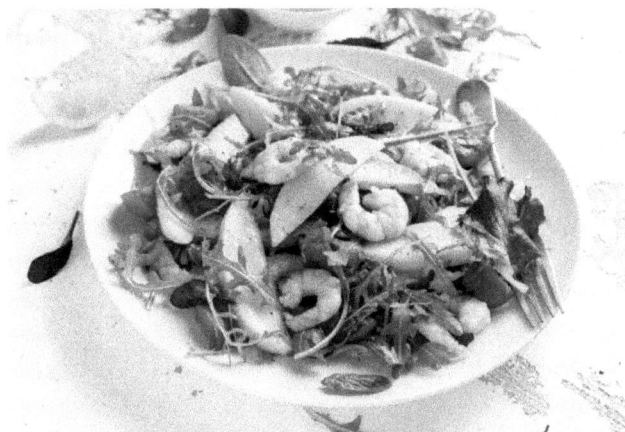

Camarones de ajo

Tiempo de preparación: 5 minutos Tiempo de cocción:
15 minutos

Saque: 4

ingredientes:

- 1 libra de camarón pelado y desveinado
- 1 cucharadita de perejil picado
- 2 cucharadas de jugo de limón
- 5 dientes de ajo picados
- 3 cucharadas de mantequilla
- sal

Indicaciones:

1. Derretir la mantequilla en una sartén a fuego alto.
2. Agregue los camarones en la sartén y cocine durante 1 minuto. Sazona con sal.
3. Revuelva y cocine los camarones hasta que se vuelvan rosados.
4. Agregue el jugo de limón y el ajo y cocine durante 2 minutos.
5. Gire el fuego a medio y cocine durante 4 minutos más.
6. Decorar con perejil y servir.

Valor nutricional (cantidad por porción):

Calorías 219

Grasa 10,6 g

Carbohidratos 3.2 g

Azúcar 0,2 g

Proteína 26 g

Colesterol 262 mg

Scampi de camarón

Tiempo de preparación: 10 minutos Tiempo de

cocción: 10 minutos

Saque: 4

ingredientes:

- 1 libra de camarón
- 1/4 cucharadita de hojuelas de pimiento rojo
- 1 cucharada de jugo de limón fresco
- 1/4 de taza de mantequilla
- 1/2 taza de caldo de pollo
- 2 dientes de ajo picados
- 1 chalota cortada en rodajas

- 3 cucharadas de aceite de oliva
- 3 cucharadas de perejil picado
- pimienta
- sal

Indicaciones:

1. Caliente el aceite en una sartén a fuego medio.
2. Agregue el ajo y las chalotas y cocine durante 3 minutos.

3. Agregue el caldo, el jugo de limón y la mantequilla y cocine durante 5 minutos.

4. Agregue hojuelas de pimiento rojo, perejil, pimienta y sal. remover.

5. Agregue los camarones y cocine durante 3 minutos.

6. Sirva y disfrute.

Valor nutricional (cantidad por porción):

Calorías 336

Grasa 24 g

Carbohidratos 3 g

Azúcar 0,2 g

Proteína 26 g

Colesterol 269 mg

COMIDAS SIN CARNE

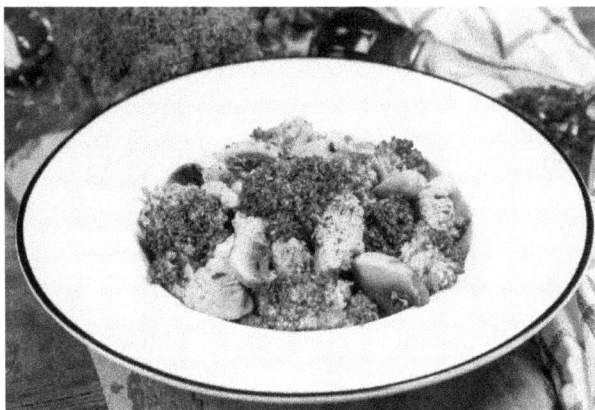

Revuelve brócoli frito con champiñones

Tiempo de preparación: 10 minutos Tiempo de cocción: 20 minutos Servir: 4

ingredientes:

- 2 tazas de brócoli, cortado en floretes
- 1 1/2 cucharadita de jengibre fresco rallado
- 1/4 cucharadita de hojuelas de pimiento rojo
- 2 tazas de champiñones en rodajas
- 2 dientes de ajo picados
- 1 cebolla pequeña picada
- 2 cucharadas de vinagre balsámico
- 1/2 cucharada de semillas de sésamo
- 2 cucharadas de salsa de soja, baja en sodio
- 1/4 de taza de anacardos
- 1 zanahoria mediana, rallada
- 3 cucharadas de agua

Indicaciones:

1. Caliente la sartén grande a fuego alto.

2. Agregue el brócoli, el agua, el jengibre, la pimienta roja, los champiñones, el ajo y la cebolla y cocine hasta que se ablanden suavemente.

3. Agregue las zanahorias, la salsa de soja, el vinagre y los anacardos. Revuelva bien y cocine a fuego lento durante 2 minutos.

4. Decorar con semillas de sésamo y servir

Valor nutricional (cantidad por porción):

Calorías 105

Grasa 5 g

Carbohidratos 12 g

Azúcar 3 g

Proteína 5 g

Colesterol 0 mg

SOPAS, GUISOS Y ENSALADAS

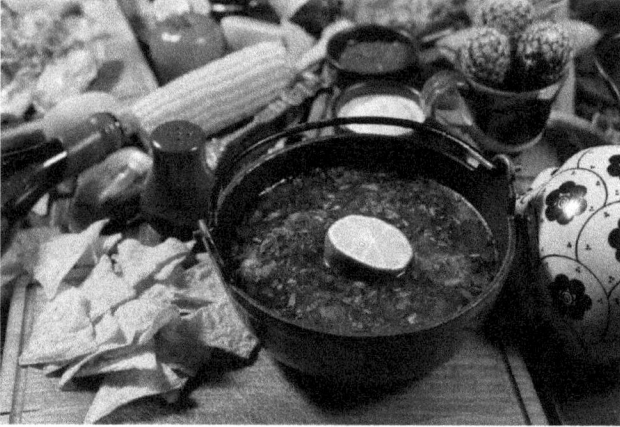

Sabrosa sopa de tacos

Tiempo de preparación: 10 minutos Tiempo de cocción: 4 horas

Servir: 8

ingredientes:

- 2 libras de carne molida
- 2 cucharadas de cilantro fresco, picado
- 4 tazas de caldo de pollo
- 2 cucharadas de condimento de tacos
- 20 oz Rotel
- Queso crema de 16 oz

Indicaciones:

1. Carne marrón hasta que esté completamente cocida.
2. Transfiera la carne cocida en una olla lenta.
3. Agregue los ingredientes restantes y revuelva bien.
4. Cubra y cocine a fuego lento durante 4 horas.
5. Revuelva bien y sirva.

Valor nutricional (cantidad por porción):

Calorías 547

Grasa 43 g

Carbohidratos 5 g

Azúcar 4 g

Proteína 33 g

Colesterol 42 mg

Sopa de camarones vegetales

Tiempo de preparación: 10 minutos Tiempo de cocción: 5 horas

Saque: 6

ingredientes:

- Oz camarones
- 4 tazas de caldo de pollo
- 2 tazas de crema pesada
- Nabo de 4 oz, cortado en cubos
- Floretes de brócoli de 5 oz
- Floretes de coliflor de 6 oz
- 4 tazas de agua
- 2 cubos de caldo

Indicaciones:

1. Agregue todos los ingredientes excepto los camarones en la olla lenta y revuelva bien.
2. Cubra y cocine a fuego lento durante 4 horas y 30 minutos.
3. Agregue los camarones y revuelva bien. Cubra y cocine durante 30 minutos más.
4. Sazona con sal y sirve.

Valor nutricional (cantidad por porción):

Calorías 345

Grasa 31 g

Carbohidratos 6 g

Azúcar 1 g

Proteína 10 g

Colesterol 205 mg

BRUNCH y
CENA

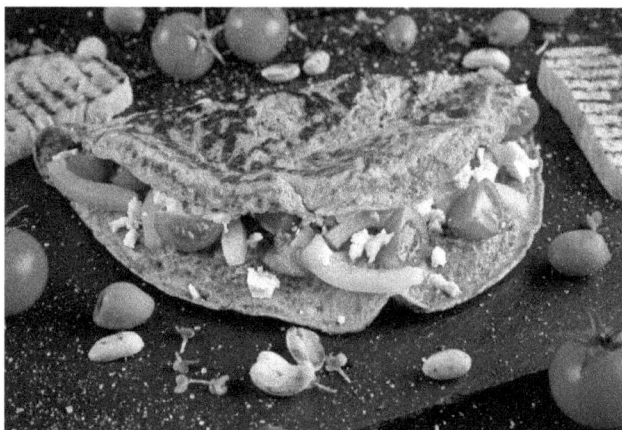

Feta Kale Frittata

Tiempo de preparación: 10 minutos Tiempo de cocción: 2 Horas 10 minutos

Servir: 8

ingredientes:

- 8 huevos batidos

- 4 oz de queso feta, desmenuzado

- Pimiento de 6 oz, asado y cortado en cubos

- 5 oz de col rizada bebé

- 1/4 de taza de cebolla verde en rodajas

- 2 cucharaditas de aceite de oliva

Indicaciones:

1. Caliente el aceite de oliva en una sartén a fuego medio-alto.

2. Agregue la col rizada a la sartén y saltee durante 4-5 minutos o hasta que se ablande.

3. Rocíe la olla lenta con spray de cocina.

4. Agregue la col rizada cocida en la olla lenta.

5. Agregue la cebolla verde y el pimiento en la olla lenta.

6. Vierta los huevos batidos en la olla lenta y revuelva bien para combinarlos.

7. Espolvorea queso feta desmenuzado.

8. Cocine a fuego lento durante 2 horas o hasta que se establezca frittata.

9. Sirva y disfrute.

Valor nutricional (cantidad por porción):

Calorías 150

Grasa 9 g

Carbohidratos 10 g

Azúcar 5 g

Proteína 10 g

Colesterol 175 mg

POSTRES Y BEBIDAS

Budín de chía de chocolate

Tiempo de preparación: 5 minutos Tiempo de cocción: 5 minutos Servir: 3

ingredientes:

- 1/2 taza de semillas de chía
- 1/2 cucharadita de vainilla
- 1/3 taza de cacao en polvo sin endulzar
- 1 1/2 taza de leche de coco sin endulzar

Indicaciones:

1. Agregue todos los ingredientes en el tazón de mezcla y bata bien.
2. Coloque el tazón en el refrigerador durante la noche.
3. Sirva frío y disfrute.

Valor nutricional (cantidad por porción):

Calorías 138

Grasa 9,4 g

Carbohidratos 10.3 g

Azúcar 0,3 g

Proteína 6 g

Colesterol 0 mg

Budín de frambuesa

de chía

Tiempo de preparación: 5 minutos Tiempo de cocción: 5 minutos Servir: 2

ingredientes:

- 1/4 cucharadita de vainilla
- 3/4 de taza de leche de almendras sin endulza
- 1 cucharada de eritritol
- 2 cucharadas de péptidos de colágeno proteicos
- 1/4 de taza de semillas de chía
- 1/2 taza de frambuesas, machacadas

Indicaciones:

1. Agregue todos los ingredientes en el tazón y revuelva hasta que estén bien combinados.
2. Colóquelo en nevera durante la noche.
3. Sirva frío y disfrute.

Valor nutricional (cantidad por porción):

Calorías 102

Grasa 6 g

Carbohidratos 13 g

Azúcar 1,4 g

Proteína 4 g

Colesterol 0 mg

RECETAS DE DESAYUNO

Salchicha cursi de desayuno

Servicios: 1

Tiempo de preparación: 20 minutos

ingredientes

- 1 eslabón de salchicha de cerdo, abierto y con carcasa desechada
- Sal marina y pimienta negra, al gusto
- 1/4 cucharadita de tomillo
- 1/4 cucharadita de salvia
- 1/2 taza de queso mozzarella rallado

Indicaciones

1. Mezcle la carne de salchicha con tomillo, salvia, queso mozzarella, sal marina y negro

   pimienta.
2. Dé forma a la mezcla en una hamburguesa y transfiérala a una sartén caliente.
3. Cocine durante unos 5 minutos por lado y sirva.

Cantidad nutricional por porción

Calorías 91

Grasa total 7.1g 9% Grasa saturada 3g 15%

Colesterol 17mg 6%

Sodio 218mg 9% Carbohidratos totales 1.1g

Fibra dietética 0.2g 1% Azúcares totales 0.2g

APERITIVOS Y POSTRES

Galletas de harina de almendras

Servicios: 6

Tiempo de preparación: 25 minutos

ingredientes

- 2 cucharadas de semillas de girasol
- 1 taza de harina de almendras
- 3/4 cucharadita de sal marina
- 1 cucharada de cáscaras enteras de psyllium
- 1 cucharada de aceite de coco

Indicaciones

1. Precaliente el horno a 3500F y engrase ligeramente una bandeja para hornear.

2. Mezcle semillas de girasol, harina de almendras, sal marina, aceite de coco, cáscaras de psyllium y 2 cucharadas de agua en un tazón.

3. Transfiéralo a una licuadora y mezcla hasta que quede

suave.

4. Forma una masa de esta mezcla y enrolla sobre el papel pergamino hasta 1/16 pulgada de espesor.

5. Corta en 1 pulgada cuadrados y sazona con un poco de sal marina.

6. Coloque los cuadrados en la bandeja para hornear y transfiéralo al horno.

7. Hornee durante unos 15 minutos hasta que los bordes estén crujientes y marrones.

8. Deje enfriar y separar en cuadrados para servir.

Cantidad nutricional por porción

Calorías 141

Grasa total 11.6g 15% Grasa saturada 2.7g 13%

Colesterol 0mg 0%

Sodio 241mg 10%

Carbohidratos totales 5.2g 2% Fibra dietética 3.1g

11% Azúcares totales 0g

Proteína 4.2g

RECETAS DE CERDO Y CARNE DE RES

Carne de chile

Servicios: 8

Tiempo de preparación: 50 minutos

ingredientes

- 3 costillas de apio, finamente cortadas en cubos

- 2 libras de carne de res alimentada con pasto, molida

- 2 cucharadas de chile en polvo

- 2 cucharadas de aceite de aguacate, dividido

- 2 tazas de caldo de carne de res alimentado con hierba

Indicaciones

1. Caliente el aceite de aguacate en una sartén a fuego medio y agregue la carne de res.

2. Saltee durante unos 3 minutos a cada lado y agregue el caldo y el chile en polvo.

3. Cubra la tapa y cocine durante unos 30 minutos a fuego medio-bajo.

4. Agregue el apio y el plato en un tazón para servir.

Cantidad nutricional por porción

Calorías 223

Grasa total 11.8g 15% Grasa saturada 4.7g 23%

Colesterol 75mg 25%

Sodio 198mg 9%

Carbohidratos totales 2.4g 1% Fibra dietética 1.2g 4%

Azúcares totales 0.5g Proteína 24.8g

Hamburguesas de hielo

Servicios: 4

Tiempo de

preparación: 30

minutos

Ingredientes

- 4 rebanadas de tocino, cocido y crujiente

- 1 lechuga iceberg de cabeza grande, cortada en 8 balas

- 1 libra de carne molida

- 4 rebanadas de queso cheddar

- Sal kosher y pimienta negra, al gusto

  1. Hacer 4 empanadas grandes de carne molida y sazonar ambos lados con sal y pimienta negra.
  2. Asar durante unos 10 minutos por lado y cubra con rodajas de queso cheddar.
  3. Coloque un iceberg alrededor en un plato y capa con carne a la parrilla.
  4. Coloca una rebanada de tocino y cierra con la segunda ronda del iceberg.
  5. Repita con los ingredientes restantes y sirva caliente.

Cantidad nutricional por porción

Calorías 452

Grasa total 24.6g 32% Grasa saturada 11.2g 56% Colesterol

152mg 51%

Sodio 698mg 30%

Carbohidratos totales 6.3g 2% Fibra dietética 1.2g 4%

Azúcares totales 2g Proteína 49.3g

Asado de cerdo jamaicano jerk

Servicios: 3

Tiempo de preparación: 35

minutos Ingredientes

- 1 cucharada de mantequilla

- 1/8 taza de caldo de carne

- 1 libra de hombro de cerdo

- 1/8 taza de mezcla jamaicana de especias

- Sal, para

degustar

indicaciones

1. Sazona el cerdo con mezcla de especias jamaicanas.
2. Caliente la mantequilla en la olla y agregue carne de cerdo sazonada.
3. Cocine durante unos 5 minutos y agregue el caldo de carne de res.
4. Cubra con la tapa y cocine durante unos 20 minutos a fuego lento.
5. Despache en un plato para servir y sirva caliente.

Cantidad nutricional por porción

Calorías 477

Grasa total 36,2 g
46%

Proteína 35.4g

Grasa saturada 14.3g 72%

Colesterol 146mg 49%

Sodio 212mg 9%

Carbohidratos totales 0g 0%
Fibra dietética 0g 0%Azúcares
Totales 0g

Cárnitas de cerdo

Servicios: 3

Tiempo de

preparación: 40

minutos

Ingredientes

- 1 libra de hombro de cerdo, hueso en

- Sal y pimienta negra, al gusto

- 1 cucharada de mantequilla

- 1 naranja, jugosa

- 1/2 cucharadita de ajo en

polvo

1. Sazona el cerdo con sal y pimienta negra.
2. Ponga mantequilla en la olla a presión y agregue el ajo en polvo.
3. Saltee durante 1 minuto y agregue carne de cerdo sazonada.
4. Saltee durante 3 minutos y vierta el jugo de naranja.
5. Bloquee la tapa y cocine a alta presión durante unos 20 minutos.
6. Suelte naturalmente la presión y el plato.
7. Triturar el cerdo con un tenedor y transferir de nuevo a la cocina.
8. Saltee durante unos 3 minutos y sirva caliente.

Cantidad nutricional por

porción de calorías 506

Grasa total 36.3g 46%

Grasa saturada 14.3g 72%

Colesterol 146mg 49%

Sodio 130mg 6%

Carbohidratos totales 7.6g

3% Fibra dietética 1.5g 5%

Azúcares totales

5.8g Proteína

35.9g

Chuletas de cerdo
Zesty

Servicios: 4

Tiempo de

preparación: 50

minutos

Ingredientes

- 4 cucharadas de mantequilla

- 3 cucharadas de jugo de limón

- 4 chuletas de cerdo, de hueso

- 2 cucharadas de mezcla de harina baja en carbohidratos

- 1 taza de salsa

picante Indicaciones

1. Cubra las chuletas de cerdo con una mezcla de harina baja en carbohidratos.
2. Mezcle la salsa picante y el jugo de limón en un tazón.
3. Caliente el aceite en una sartén a fuego medio y agregue las chuletas y la mezcla picante.
4. Cocine cubierto durante unos 35 minutos y sirva caliente.

Cantidad nutricional por porción

Calorías 398Total Grasa 33.4g 43%

Grasa saturada 15g 75% Colesterol 99mg 33%

Sodio 441mg 19%

Carbohidratos totales 4g 1%

Fibra dietética 0.7g 3% Azúcares totales 2.1g Proteína 19.7g

RECETAS DE MARISCOS

Guiso de Mahi Mahi

Servicios: 3

Tiempo de preparación: 45 minutos

ingredientes

- 2 cucharadas de mantequilla
- 2 libras de filetes Mahi Mahi, en cubos
- 1 cebolla picada
- Sal y pimienta negra, al gusto
- 2 tazas de caldo de pescado casero

Indicaciones

1. Sazona los filetes Mahi Mahi con sal y pimienta negra.
2. Caliente la mantequilla en una olla a presión y agregue la cebolla.
3. Saltee durante unos 3 minutos y agregue los filetes y caldos de pescado Mahi Mahi sazonados.
4. Bloquee la tapa y cocine a alta presión durante unos 30 minutos.
5. Suelte naturalmente la presión y el plato hacia fuera para servir caliente.

Cantidad nutricional por porción

Calorías 398

Grasa total 12.5g 16% Grasa saturada 6.4g 32% Colesterol
290mg 97%

Sodio 803mg 35%

Carbohidratos totales 5.5g 2% Fibra dietética 1.5g 5%

Azúcares totales 2.2g Proteína 62.3g

Gratina de coliflor

Servicios: 6

Tiempo de preparación: 35 minutos

ingredientes

- 20 oz. de coliflor picada

- 2 oz. de mantequilla salada, para freír

- 5 oz. de queso cheddar rallado

- Salchichas de 15 oz en eslabones, precocinadas y picadas en trozos de 1 pulgada

- 1 taza de creme fraiche

Indicaciones

1. Precaliente el horno a 3750F y engrase ligeramente un molde para hornear.

2. Caliente 1 oz. de mantequilla en una sartén a fuego medio-bajo y agregue la coliflor picada.

3. Saltee durante unos 4 minutos y transfiéralo a la bandeja para hornear.

4. Caliente el resto de la mantequilla en una sartén a fuego medio-bajo y agregue enlaces de salchichas.

5. Saltee durante unos 3 minutos y transfiéralo a la bandeja para hornear encima de la coliflor.

6. Vierta la creme fraiche en el plato para hornear y cubra con queso cheddar.

7. Transfiéralo al horno y hornea durante unos 15 minutos.

8. Despacha a un tazón y sirve caliente.

Cantidad nutricional por porción

Calorías 509

Grasa total 43.7g 56% Grasa saturada 21.3g 107%

Colesterol 122mg 41%

Sodio 781mg 34%

Carbohidratos totales 7g 3% Fibra dietética 2.4g

8% Azúcares totales 2.5g

Proteína 22.8g

RECETAS DE POLLO Y AVES DE CORRAL

Enchiladas de pollo

Servicios: 2

Tiempo de preparación: 25 minutos

ingredientes

- 2 onzas de pollo, rallado
- 1/2 cucharada de aceite de oliva
- 2 onzas de champiñones shiitake, picados
- Sal marina y pimienta negra, al gusto
- 1/2 cucharadita de vinagre de sidra de manzana

Indicaciones

1. Caliente el aceite de oliva en una sartén y agregue las setas.
2. Saltee durante unos 30 segundos y agregue el pollo.
3. Cocine durante unos 2 minutos y vierta vinagre de sidra de manzana.
4. Sazona con sal marina y pimienta negra y cubre la tapa.
5. Cocine durante unos 20 minutos a fuego medio-bajo.
6. Despacha y sirve caliente.

Cantidad nutricional por porción

Calorías 88

Grasa total 4.4g 6% Grasa saturada 0.8g 4%

Colesterol 22mg 7%

Sodio 86mg 4%

Carbohidratos totales 3.9g 1% Fibra Dietética 0.6g
2%

Azúcares totales 1g Proteína 8.7g

RECETAS DE DESAYUNO

Noatmeal de canela

Tiempo total: 10 minutos Sirve: 2

ingredientes:

- 3/4 de taza de agua caliente
- 2 cucharadas de jarabe de arce sin azúcar
- 1/2 cucharadita de canela molida
- 2 cucharadas de semillas de lino molido
- 3 cucharadas de proteína de vainilla vegana en polvo
- 3 cucharadas de semillas de cáñamo con casco

Indicaciones:

1. Agregue todos los ingredientes en el tazón y revuelva hasta que estén bien combinados.
2. Sirva y disfrute.

Valor nutricional (Cantidad por porción): Calorías 220; Grasa 12,5 g; Carbohidratos 9.5 g; Azúcar 0,1 g; Proteína 17,6 g; Colesterol 0 mg;

Espárragos de

setas

Tiempo total: 10 minutos Sirve: 4

ingredientes:

- Espárragos de 1 libra, recortados y cortados en trozos
- 1/4 de taza de agua
- 12 champiñones en rodajas
- 3 cucharadas de aceite de oliva
- pimienta
- sal

Indicaciones:

1. Caliente el aceite en una sartén grande a fuego medio.
2. Agregue el champiñones y la sal y saltee durante 1 minuto o hasta que el hongo esté dorado.
3. Retire los champiñones para plato y agregue la temporada de espárragos con pimienta y sal.
4. Cocine los espárragos durante 2 minutos o hasta que se ablanden.
5. Retirar del fuego y mezclar con setas.
6. Sirva y disfrute.

Valor nutricional (Cantidad por porción): Calorías 124; Grasa 10,8 g; Carbohidratos 6.2 g; Azúcar 3,1 g; Proteína 4.2 g; Colesterol 0 mg;

Espinacas con leche de coco

Tiempo total: 25 minutos Sirve: 6

ingredientes:

- Espinacas de 16 oz
- 2 cucharaditas de curry en polvo
- 13.5 oz de leche de coco
- 1 cucharadita de ralladura de limón
- 1/2 cucharadita de sal

Indicaciones:

1. Agregue las espinacas en la sartén y caliente a fuego medio. Una vez que esté caliente, agregue la pasta de curry y algunas cucharadas de leche de coco. Revuelve bien.
2. Agregue la leche de coco restante, la ralladura de limón y la sal y cocine hasta que espese.
3. Sirva y disfrute.

Valor nutricional (Cantidad por porción): Calorías 167; Grasa 15,6 g; Carbohidratos 6.7 g; Azúcar 2,5 g; Proteína 3,7 g; Colesterol 0 mg;

RECETAS PARA LA CENA

Carne de res y brócoli

Salteado

Esta comida de salteado es muy fácil de juntar incluso en una noche de semana y sabe oh tan delicioso.

Preparación total y tiempo de cocción: 20 minutos más 1 hora para marinar

Nivel: Principiante

Hace: 4 ayudas

Proteína: 24 gramos Carbohidratos netos:

6 gramos De grasa: 26 gramos

Azúcar: 1 gramo

Calorías: 192

Lo que necesita:

Para el plato principal:

- 1/4 de taza de aceite de coco

- 16 oz. de filete de hierro plano

- 1 cucharadita de aceite de sésamo tostado

- 8 oz. de brócoli, floretes

- 1 cucharadita de salsa de pescado

Para el adobo:

- 1/8 taza de salsa de tamari, sin gluten
- 2 dientes de ajo picados
- 1 cucharadita de jengibre rallado

Pasos:

1. Corta el filete en trozos de cuarto de pulgada cortando contra el grano.

2. En una bolsa ziplock, combine la carne de res, la salsa de tamari, el ajo picado y el jengibre rallado. Refrigere durante una hora para marinar.

3. Hierva el brócoli en una cacerola durante aproximadamente 2 minutos y escurra la mayor cantidad de agua posible.

4. Mientras tanto, en una sartén grande o wok, derretir el aceite de coco.

5. Retire la carne de res del adobo y reserve la salsa para más tarde.

6. Cuando la sartén esté muy caliente, dore la carne de res durante aproximadamente 2 minutos y retire la carne a un plato.

7. Freír el brócoli en el wok durante unos 3 minutos y vaciar el líquido del adobo en la sartén. Deje calentar durante 2 minutos adicionales.

8. Transfiera la carne al wok durante

aproximadamente 90 segundos, revolviendo ocasionalmente.

9. Rocía el aceite de sésamo tostado y la salsa de pescado sobre el contenido de la sartén y sirve.

Consejo para hornear:

1. Es posible que desee ir directamente a cocinar sin marinar la carne, pero esto le quitará el increíble sabor que esa hora puede dar.

Consejos de variación:

También se puede utilizar solomillo o bistec de flanco en lugar del filete de hierro plano.

RECETAS DE POSTRES

Okra frita

Tiempo total: 20 minutos Sirve: 4

ingredientes:

- 1 libra de okra fresca, cortada en rodajas de 1/4"
- 1/3 taza de harina de almendras
- pimienta
- sal
- Aceite para freír

Indicaciones:

1. Caliente el aceite en una sartén grande a fuego medio-alto.
2. En un tazón, mezcle la okra en rodajas, la comida de almendras, la pimienta y la sal hasta que estén bien recubiertas.
3. Una vez que el aceite esté caliente, agregue okra al aceite caliente y cocine hasta que se dore ligeramente.
4. Retire el okra frito de la sartén y deje escurrir en toallas de papel.
5. Sirva y disfrute.

Valor nutricional (Cantidad por porción): Calorías 91; Grasa 4,2 g; Carbohidratos 10.2 g; Azúcar 10,2 g; Proteína 3,9 g; Colesterol 0 mg;

RECETAS DE DESAYUNO

Burrito Bowl

Este es un burrito que ni siquiera necesita las tortillas para entregar este nutritivo desayuno bajo en carbohidratos.

Preparación total & Tiempo de cocción: 30 minutos Nivel: Intermedio

Hace: 12 bombas de grasa Proteína: 14

gramos Carbohidratos netos: 4 gramos de

grasa: 14 gramos

Azúcar: 2 gramos

Calorías: 299

Lo que necesita:

- 1/2 lb. de carne molida, magra
- 3/4 de taza de agua
- 1 taza de coliflor
- 2 cucharadas de cilantro picado
- 1 cucharadita de mantequilla, derretida
- 3 huevos grandes
- 1/4 cucharadita de sal
- 3 cucharaditas de condimento de tacos
- 1/8 cucharadita de pimienta

Pasos:

1. Divida la coliflor en trozos y colóquela en una licuadora de alimentos. Pulse durante aproximadamente 60 segundos hasta el desmenuzado.

2. Caliente la coliflor en una cacerola durante unos 5 minutos a medida que se vuelve tierna. Retirar del fuego.

3. Coloca la coliflor en una toalla de té y retorciéndose para eliminar el exceso

Agua. Repita este paso tantas veces como sea necesario para asegurarse de que el líquido ha sido eliminado. ahorrar.

4. En otro plato, batir los huevos y la mantequilla juntos y poner a un lado.

5. Utilice una sartén para dorar la carne molida durante aproximadamente 7 minutos. Escurrir la grasa y mezclar el agua y el condimento de tacos en la carne.

6. Hierva el agua y reduzca el fuego. Deje reposar durante aproximadamente 3 minutos adicionales mientras hierve a fuego lento.

7. Seccione la carne a un lado de la sartén. Vierta la coliflor arrocera en el área clara de la sartén y espolvoree con el cilantro.

8. Caliente y dore durante aproximadamente 4 minutos y presione hacia un lado de la sartén para despejar el espacio para la mezcla de huevo.

9. Prepare los huevos según sus preferencias y luego combine todo en la sartén completamente.

10. Especiar con las estaciones a su gusto personal y servir.

Consejo para hornear:

Si encuentras que tu sartén no es lo suficientemente grande como para cocinar todos los ingredientes en una sartén, usa una sartén separada según sea necesario.

RECETAS DE ALMUERZO

Hamburguesa repollo

Salteado

Este plato de almuerzo rápido es fácil de preparar incluso por la mañana para que pueda ser llevado con usted al trabajo.

Preparación total y tiempo de cocción: 20 minutos

Nivel: Principiante Hace: 4 Ayudas

Proteína: 9 gramos Carbohidratos netos: 1.5 gramos De grasa: 8 gramos

Azúcar: 1 gramo

Calorías: 208

Lo que necesita:

- 1/4 cucharadita de sal
- 5 oz. de carne molida
- 1 cucharadita de cebolla en polvo
- 8 oz. de repollo en rodajas
- 1 diente de ajo picado
- 2 cucharadas de aceite de coco
- 1/8 cucharadita de pimienta

Pasos:

1. En una sartén grande, combine el tocino y la carne de res y dore durante aproximadamente 7 minutos.

2. A continuación, freír el ajo picado, repollo picado y cebolla en polvo con la carne durante unos 2 minutos adicionales.

3. Sirva caliente después de sazonar con pimienta y sal.

Consejo para hornear:

Para este salteado, también puede utilizar un wok en lugar de la sartén.

RECETAS DE APERITIVOS

Ensalada Coleslaw

Esta es una receta de ensalada simple que será un aperitivo fácil y rápido cuando más lo necesites.

Preparación total & Tiempo de cocción: 10 minutos Nivel:

Principiante

Hace: 4 ayudas

Proteína: 1 gramo

Carbohidratos netos: 1,5 gramos de grasa:

15 gramos

Azúcar: 0 gramos

Calorías: 134

Lo que necesita:

- 1 cucharadita de mostaza

- 14 oz. de mezcla de ensalada de col

- 1 cucharadita de sal de ajo

- Mayonesa de 8 oz, sin azúcar

- 1 cucharadita de pimienta negra

- 2 cucharadas de crema pesada

- 1 cucharadita de cebollinos

Pasos:

1. Pulse la ensalada de col preparada en una licuadora de alimentos durante aproximadamente medio minuto

para romper las piezas grandes.

2. Transfiera la ensalada de col picada a un plato para servir.

3. Combine la mostaza, la crema pesada, la pimienta, los cebollinos, la mayonesa y la sal de ajo hasta que estén cremosas.

4. Vierta el aderezo en el plato de servir y mezcle la ensalada de col hasta que se mezcle por completo.

5. Sirva inmediatamente.

Consejos de variación:

1. Si prefieres ensalada de col dulce, mezcla 1 cucharada de Swerve para el aderezo o pica un tomate y agrega al tazón de porción con la mezcla de ensalada de col.

RECETAS PARA LA CENA

Kebab de pollo

Cuando sumerjas los dientes en este sabroso shawarma, no te faltará el pan que solía venir con él.

Preparación total y tiempo de cocción: 45 minutos más 2 horas para marinar

Nivel: Principiante Hace: 4 Ayudas

Proteína: 35 gramos Carbohidratos netos: 1

gramo De grasa: 16 gramos

Azúcar: 0 gramos

Calorías: 274

Lo que necesita:

Para el pollo:

- 21 oz. pechuga de pollo deshuesado o muslos
- 2/3 cucharaditas de cilantro molido
- 6 cucharaditas de aceite de oliva
- 2/3 cucharadita de comino molido
- 1/3 cucharadita de pimienta de Cayena molida
- 2/3 cucharaditas de cardamomo molido
- 1/3 cucharadita de ajo en polvo
- 2/3 cucharadita de cúrcuma molida
- 1/3 cucharadita de cebolla en polvo

- 2 cucharaditas de polvo de pimentón
- 1 cucharadita de sal
- 4 cucharaditas de jugo de limón
- 1/8 cucharadita de pimienta

Para la salsa tahini:

- 4 cucharaditas de aceite de oliva
- 2 cucharadas de agua
- 1/3 cucharadita de sal
- 4 cucharaditas de pasta tahini
- 2 cucharaditas de jugo de limón
- 1 diente de ajo picado

Pasos:

1. Con un rascador de goma, mezcle el cilantro, el aceite de oliva, el comino, la pimienta de Cayena, el cardamomo, el ajo en polvo, la cúrcuma, la cebolla en polvo, el pimentón en polvo, la sal, el jugo de limón y la pimienta en una tina grande con tapa.

2. Coloque el pollo dentro y organice, para que estén completamente cubiertos por el líquido.

3. Marinar durante al menos 2 horas, si no durante la noche.

4. Precalentar la parrilla para calentar a 500° Fahrenheit.

5. Quita el pollo del adobo y asa sobre las llamas durante

aproximadamente 4 minutos antes de voltear hacia el otro lado.

6. Asar hasta que se dore en ambos lados y utilizar un termómetro de carne para asegurarse de que es un uniforme 160 ° Fahrenheit.

7. Lleve el pollo a un plato y enfríe durante unos 10 minutos.

8. En un plato pequeño, mezcle el aceite de oliva, el agua, la sal, la pasta tahini, el limón y el ajo picado hasta una consistencia suave.

9. Cortar el pollo y servir con la salsa y disfrutar!

Consejos para hornear:

1. Si no tiene una parrilla, puede freír esta comida en la estufa. Una vez marinado el pollo, disolver una cucharada de mantequilla o aceite de coco en una sartén antiadherente. Freír el pollo a cada lado durante aproximadamente 4 minutos.

2. Hornear el pollo es otra opción. Ajuste la temperatura de la estufa a 400° Fahrenheit y asar durante aproximadamente 20 minutos.

Consejo de variación:

1. Si te gusta una patada a tu pollo, puedes añadir más pimienta de Cayena a tu gusto preferido.

RECETAS INUSUALES DE COMIDAS

Chuletas de

cordero

mediterráneas

Pruebe el Mediterráneo con este

mezcla única de especias que realmente harán que su boca agua.

Preparación total y tiempo de cocción: 20 minutos

Nivel: Principiante

Hace: 4 ayudas (2 chuletas por porción) Proteína: 29 gramos

Carbohidratos netos: 1 gramo de grasa:

8 gramos

Azúcar: 1 gramo

Calorías: 164

Lo que necesita:

- 2 cucharaditas de jugo de limón

- 1/4 cucharadita de pimienta

- 14 oz. chuletas de lomo de cordero, recortadas y hueso en

- 1/2 cucharadita de aceite de oliva virgen extra

- 2/3 cucharadita de sal

- 1 1/2 diente de ajo, triturado

- 2 cucharaditas de Za'ata

Pasos:

1. Caliente la parrilla a una temperatura de 350° Fahrenheit.

2. Prepara las chuletas de cordero cepillando con ajo y aceite.

3. Espolvorea el jugo de limón por cada lado y desempolva con la sal, El Za'atar y la pimienta.

4. Asar a cada lado durante aproximadamente 4 minutos hasta que su crujiente deseada.

Consejo para hornear:

Alternativamente, puede asarse en la estufa durante unos 5 minutos a cada lado.

Si el condimento de Za'atar no está disponible, puedes hacer el tuyo.

Necesita los siguientes ingredientes:

- 1/3 cucharada de condimento de orégano

- 1/8 cucharadita de sal marina

- 1/3 cucharada de marjoram

- 1/8 cucharada de semillas de sésamo asadas

- 1/3 cucharada de tomillo

- 3 cucharadas de sumac

Colas de langosta

Usted no tiene que ir a un restaurante de lujo para tener una comida sabrosa en casa.

Preparación total & Tiempo de cocción: 25 minutos

Nivel: Principiante

Hace: 4 ayudas

Proteína: 21 gramos Carbohidratos netos:

5 gramos De grasa: 14 gramos

Azúcar: 1 gramo

Calorías: 222

Lo que necesita:

- 4 colas de langosta

- 2 cucharadas de jugo de limón

- 1 cucharadita de condimento italiano

- 5 dientes de ajo picados

- 4 cucharadas de mantequilla, derretida

Pasos:

1. Ajuste la estufa a calentar a una temperatura de 350° Fahrenheit. Con forro para hornear, cubra una sábana

plana y reserve.

2. En un plato de vidrio, combine la mantequilla derretida, el condimento italiano y el ajo hasta que estén integrados.

3. Retire la piel transparente de la cola con tijeras afiladas.

4. Use un cepillo de pastelería para aplicar la mezcla de mantequilla a la carne de las colas.

5. Muévase a la sábana preparada y caliente en la estufa durante aproximadamente 15 minutos. Si tiene colas más grandes, requerirán 5-10 minutos adicionales para cocinar completamente.

6. Retire y disfrute del calor.

RECETAS DE POSTRES KETO

Barras de limón de

coco

Servicios: 24

Tiempo de preparación: 10 minutos Tiempo de cocción: 42 minutos

ingredientes:

- 4 huevos

- 1 cucharada de harina de coco

- 3/4 de taza de swerve

- 1/2 cucharadita de polvo de hornear

- 1/3 taza de jugo de limón fresco

- Para la corteza:

- 1/4 de taza de swerve

- 2 1/4 de taza de harina de almendras

- 1/2 taza de aceite de coco, derretido

Indicaciones:

1. Precalentar el horno a 350 F/ 180 C.

2. Rocíe un molde para hornear con spray de cocina y reserve.

3. En un tazón pequeño, mezcle 1/4 de taza de harina de senaja y almendra.

4. Agregue el aceite de coco derretido y mezcle hasta que se forme en una masa.

5. Transfiera la masa a la sartén preparada y esparce uniformemente.

6. Hornee durante 15 minutos.

7. Para el relleno: Agregue los huevos, la harina de coco, el polvo de hornear, el jugo de limón y desvíe hacia la licuadora y licúe durante 10 segundos.

8. Vierta la mezcla mezclada encima de la corteza al horno y extienda bien.

9. Hornee durante 25 minutos.

10. Retirar del horno y dejar a un lado para enfriar completamente.

11. Cortar y servir.

Por porción: Carbohidratos netos: 1.5g; Calorías: 113; Grasa total: 10.6g; Grasa saturada: 4.6g

Proteína: 3.3g; Carbohidratos: 2.8g; Fibra: 1.3g; Azúcar: 0.5g; Grasa 84% / Proteína 11% / Carbohidratos 5%

pastel

Pastel de almendras de canela

Servicios: 6

Tiempo de preparación: 10 minutos Tiempo de cocción: 20 minutos

ingredientes:

- 4 huevos
- 1 cucharadita de ralladura naranja
- 2/3 taza de arándanos secos
- 1 1/2 taza de harina de almendras
- 1 cucharadita de extracto de vainilla
- 2 cucharaditas de especias mixtas
- 2 cucharaditas de canela
- 1/4 de taza de eritritol
- 1 taza de mantequilla, ablandada

Indicaciones:

1. Precalentar el horno a 350 F/ 180 C.
2. En un tazón, agregue el edulcorante y la mantequilla derretida y bata hasta que esté esponjosa.

3. Agregue la canela, la vainilla y las especias mixtas y revuelva bien.

4. Agregue el huevo uno por uno y revuelva hasta que esté bien combinado.

5. Agregue la harina de almendras, la ralladura de naranja y los arándanos y mezcle hasta que estén bien combinados.

6. Vierta la masa en una sartén engrasada y hornee en un horno precalentado durante 20 minutos.

7. Cortar y servir.

Por porción: Carbohidratos netos: 4.3g; Calorías: 484; Grasa total: 47.6g; Grasa saturada: 21.3g

Proteína: 10g; Carbohidratos: 8.2g; Fibra: 3.9g; Azúcar: 1.8g; Grasa 88% / Proteína 8% / Carbohidratos 4%

CARAMELO: PRINCIPIANTE

Intermedio:

Caramelo de

queso de bayas

Servicios: 12

Tiempo de preparación: 5 minutos Tiempo de cocción: 5 minutos

ingredientes:

- 1 taza de bayas frescas, lavar
- 1/2 taza de aceite de coco
- 1 1/2 taza de queso crema, suavizado
- 1 cucharada de vainilla
- 2 cucharadas de desviación

Indicaciones:

1. Agregue todos los ingredientes a la licuadora y licúe hasta que estén suaves y combinados.
2. Vierta la mezcla en pequeños moldes de caramelo y refrigere hasta que se ajuste.
3. Sirva y disfrute.

Por porción: Carbohidratos netos: 2.3g; Calorías: 190; Grasa total: 19.2g; Grasa saturada: 14.2g

Proteína: 2.3g; Carbohidratos: 2.7g; Fibra: 0.4g; Azúcar: 1g; Grasa 90% / Proteína 5% / Carbohidratos 5%

COOKIES: PRINCIPIANTE

Galletas de chocolate simples

Servicios: 20

Tiempo de preparación: 5 minutos / Tiempo de cocción: 10 minutos

ingredientes:

- 3 cucharadas de chía molida
- 1 taza de harina de almendras
- 2 cucharadas de proteína de chocolate en polvo
- 1 taza de mantequilla de semillas de girasol

Indicaciones:

1. Precalentar el horno a 350 F/ 180 C.
2. Rocíe una bandeja para hornear con spray de cocción y reserve.
3. En un tazón grande, agregue todos los ingredientes y mezcle hasta que se combinen.
4. Hacer bolas pequeñas de la mezcla y colocar en una bandeja para hornear preparada.
5. Presione ligeramente en forma de cookie.

6. Hornee durante 10 minutos.

7. Deje enfriar completamente y luego sirva.

Por porción: Carbohidratos netos: 4.2g; Calorías: 111; Grasa total: 9.3g; Grasa saturada: 0.9g

Proteína: 4g; Carbohidratos: 5.2g; Fibra: 1g; Azúcar: 0.2g; Grasa 73% / Proteína 13% / Carbohidratos 14%

POSTRE CONGELADO: PRINCIPIANTE

Yogur de fresa

Servicios: 8

Tiempo de preparación: 5 minutos Tiempo de cocción: 5 minutos

ingredientes:

- 4 tazas de fresas congeladas
- 1/2 taza de yogur natural
- 1 cucharadita de stevia líquida
- 1 cucharada de jugo de limón fresco

Indicaciones:

1. Agregue todos los ingredientes a la licuadora y mezcle hasta que el yogur esté suave y cremoso.
2. Sirva inmediatamente y disfrute.

Por porción: Carbohidratos netos: 6.1g; Calorías: 36; Grasa total: 0.9g; Grasa saturada: 0.2g

Proteína: 1g; Carbohidratos: 7.6g; Fibra: 1.5g; Azúcar: 5.6g; Grasa 22% / Proteína 11% / Carbohidratos 67%

RECETAS DE DESAYUNO

pastel de carne

Absoluto: 1 hora 15 min

Preparación: 20 min

Cocinero: 55 min

Rendimiento: 6 a 8 porciones

Valores nutricionales:

Calorías: 34, Grasa total: 5.1 g, Grasa saturada:

0,3 g, Carbohidratos: 1,5 g, Azúcares: 0,3 g, Proteína: 1,3 g

ingredientes

- Plato de aceite de verduras mixtas

- 1 zanahoria, agitadores pequeños a medianos

- 2 tallos de apio, agitadores pequeños a medianos

- 1 cebolla mediana, huesos pequeños a medianos

- Hamburguesa molida de 2 libras

- 2 huevos

- Sal y pimienta oscura molida crujiente

- Salsa picante Dash (prescrita: Tabasco)

- Salsa Dash Worcestershire

- 3 cortes de pan

- 1/2 taza de restos de pan italianos preparados

- salsa de tomate

dirección

1. Pollo de engorde precalentado a 375 grados F.

2. En un recipiente de sofríe de tamaño mediano, ponga 2 derrames de placa de aceite de verduras mixtas y calor sobre el calor medio-alto.

3. Incluya las zanahorias, el apio y las cebollas y sofríe, alrededor de 5 minutos. Reserva y deja enfriar.

4. En un cuenco enorme poner la mezcla de zanahoria, carne molida y fijaciones restantes, aparte del pan, los restos de pan y ketchup. Absorber el pan agua fría, en ese punto presione el agua hacia fuera (como una toallita) y canalizarlo. Añadir a la hamburguesa molida y mezclar. (Una licuadora de soporte puede ayudar a que sea más simple.) Agregue los bocados de pan y mezcle. Doble en una porción firme, extienda el ketchup sobre la parte superior y colócalo precalentado durante unos 45 a 55 minutos, o hasta que esté cocido. Saca y sirve caliente.

Relleno de papa y pan holandés de Pensilvania

Tiempo de preparación: 2 horas Porciones:8

Valores nutricionales:

Grasa: 37 g.

Proteína: 5 g.

Carbohidratos: 5 g.

ingredientes

- 6 papas enormes cortadas en trozos
- 2 cebollas medianas, cortadas
- 6 tallos de apio, poco cortado
- Suficiente aceite vegetal para saltear
- 8-10 trozos de pan viejo, descompuestos en trozos reducidos
- 1/4 a 1/2 taza de leche
- 4 huevos crudos batidos
- Sal y pimienta
- Sal y pimienta
- 4-5 cucharadas de nuevo perejil, cortado bien
- 1-2 cucharadas de sabor a aves de corral
- Stock de los giblets y el cuello
- Stock de los giblets y el cuello

- 1/2 palo de esparcido, cortado en trozos

dirección

1. Humedezca el pan con leche. Aplasta las papas en un enorme tazón. (Yo uso un poco de sartén de cocina, y después de eso me aso me aso en el relleno directamente en ella.) Agregue todas las demás fijaciones, incluidos todos los sabores y aceite de saute. Al incluir los huevos, incluya un poco de la mezcla caliente a los huevos primero y batir bien, con el fin de no revueltos cuando entran en toda la mezcla.

2. Licúe completamente. En la posibilidad de que necesite más humedad, incluya el stock, un poco en un momento dado. Pruebe para asegurar que se incluyan suficientes sabores. Incluya progresivamente sal y pimienta y saborizante de aves de corral, si es necesario.

3. Caliente a 350 grados en un plato de goulash lubricante o recipiente de asado hasta que esté extremadamente caliente y sellado, normalmente 60 minutos. Moja la parte superior con toques de esparcido antes de poner en pollo de engorde. Me doy cuenta de que algunas personas cortan los giblets y se suman al relleno, pero no lo hago.

Increíble sándwich de verduras a la parrilla

Completo: 12 min

Preparación: 5 min

Cocinero: 7 min

Rendimiento: 4 porciones

ingredientes

- 1 berenjena japonesa cortada en un borde en cortes de partes iguales de pulgadas de espesor
- 1 pequeño calabacín cortado en un punto por la pulgada media de cortes de espesor
- 1 pimiento rojo cortado en cuartos a largo camino
- 1 cebolla roja cortada en 4 cortes
- 2 tapas de champiñones portobello
- 1/2 taza de aceite de oliva virgen extra
- Sal y pimienta
- 8 cortes de pan estilo trabajador duro cortado de 1/2 pulgada de espesor
- 4 piezas de lechuga de hoja roja
- Mayonesa herbácea, la fórmula persigue

Mayonesa herbácea:

- 3/4 de taza de mayonesa

- 1/2 limón, exprimido

- Un par de salsa picante gota

- 1 diente de ajo, aplastado y piel evacuada

- 2 cucharadas de hojas de tomillo

- 2 cucharadas de hojas de perejil niveladas

- 2 cucharadas de cebollinos cortados

dirección

1. Utilizando un buen cepillo al horno, cepille el aceite de oliva en los cortes de verduras y las setas portobello. Sazonalos con sal y pimienta. Ver verduras en una barbacoa caliente y cocinar hasta que estén delicadas. Cuando las verduras se hacen cepillo cortar pan con aceite de oliva y barbacoa en los dos lados. Para recoger, cortar portobellos en cortes de 1/4 de pulgada, extender los dos lados del pan asado de llama con mayonesa herbácea y después rematar con 1 corte cada una de las verduras asadas y una cuarta parte de las setas, y completar con lechuga y tapa con trozo de pan residual.

Mayonesa herbácea:

Consolide todas las fijaciones en un procesador de alimentación y latidos del corazón.

RECETAS DE ALMUERZO

Pan de keto de

almendras

Valores nutricionales:

Calorías: 302, Grasa total: 28,6 g, Grasa saturada: 3 g, Carbohidratos: 7,3 g, Azúcares: 1,2 g, Proteína: 8,5 g Sirve: 10 rebanadas

ingredientes:

- 3 tazas de harina de almendras
- 1 cucharadita de bicarbonato de sodio
- 2 cucharaditas de polvo de hornear
- 1/4 cucharadita de sal
- 1/4 de taza de leche de almendras
- 1/2 taza + 2 cucharadas de aceite de oliva
- 3 Huevos

Indicaciones:

1. Precaliente el horno a 300F / 149C. Engrase una sartén (por ejemplo, 9x5) y reserve.

2. Combine todos los ingredientes y transfiera la masa a la sartén preparada.

3. Hornee en el horno precalentado durante una hora.

4. Una vez horneado, retirar del horno, dejar enfriar, cortar y comer.

Pan de hierbas

Valores nutricionales:

Calorías: 421, Grasa total: 37,4 g, Grasa saturada: 14,8 g, Carbohidratos: 9,4 g, Azúcares: 0,9 g, Proteína: 15.2 g Sirve: 4

ingredientes:

- 2 cucharadas de harina de coco
- 1 1/2 taza de harina de almendras
- 2 cucharadas de hierbas frescas de elección, picadas
- 2 cucharadas de semillas de lino molido
- 1 1/2 cucharadita de bicarbonato de sodio
- 1/4 cucharadita de sal
- 5 huevos
- 1 cucharada de vinagre de sidra de manzana
- 1/4 de taza de aceite de coco, derretido

Indicaciones:

1. Precaliente el horno a 350F / 175C. Engrase una sartén y reserve.
2. Agregue la harina de coco, la harina de almendras, las hierbas, el lino, el bicarbonato de sodio y la sal a su

procesador de alimentos. Pulse para combinar y luego añadir los huevos, vinagre y
aceite.

3. Transfiera la masa a la sartén preparada y hornee en el horno precalentado durante aproximadamente media hora.

4. Una vez horneado y dorado, retirar del horno, dejar a un lado para enfriar, cortar y comer.

RECETAS DE APERITIVOS

Focaccia

Porciones: 2-4

Tiempo de cocción: 35 minutos

Nutrientes por porción:

Calorías: 78 | Grasas: 10 g | Carbohidratos: 5 g | Proteínas: 8 g

ingredientes:

- 1 paquete de masa de pan para hornear
- 1 1/3 taza de agua
- 2 cucharadas de aceite de oliva
- 1/4 de taza de aceitunas
- 1/2 cucharadita de sal marina
- 1 cucharadita de romero seco

Proceso de cocción:

1. Mezcle la masa de pan, el agua y el aceite de oliva.
2. Cubra la bandeja para hornear con pergamino.
3. Enrolla la masa en una cocción en un pastel plano. Decorar con aceitunas, espolvorear con sal y romero.
4. Hornee en el horno a 200°C (400°F) durante 20 minutos.
5. ¡importante! Puedes usar tomates secos, queso, tocino, ajo y champiñones como decoración.

cena

Jalapeno Cornbread

Mini- Panes

Porciones: 8 Valores Nutricionales:

g Carbohidratos netos; 11,2 g Proteínas; 26.8 g de grasa; 302 calorías

Ingredientes para los ingredientes secos:

- Harina de almendras – 1,5 tazas

- Harina de linaza dorada - .5 tazas

- Sal – 1 cucharadita.

- Polvo de hornear – 2 cucharaditas.

Ingredientes para los ingredientes húmedos:

- Crema agria grasa completa - .5 tazas

- Mantequilla derretida – 4 cucharadas.

- Huevos grandes - 4

- Stevia líquida – 10 gotas

- Extracto de maíz dulce amoretti – 1 cucharadita.

Ingredientes para los complementos:

- Queso cheddar afilado rallado - .5 taza

- Jalapeños frescos, semillas

- y membranas removidas - 2

Indicaciones:

1. Caliente el horno hasta alcanzar los 375°F.

2. Rocía cada una de las sartenes con spray de cocción de aceite o mantequilla.

3. Batir o tamizar las fijaciones secas (sal, polvo de hornear, harina de almendras y harina de linaza).

4. En otro recipiente, bate las fijaciones húmedas y combina. Doble el queso rallado y los pimientos. Vierta en las sartenes y remate cada una con un anillo de pimienta.

5. Hornee hasta que se dore o unos 20- 22 minutos. Déjelo en la sartén durante unos cinco minutos para enfriarlo. A continuación, simplemente colóquelo en un bastidor de alambre antes de almacenarlo o servirlo.

Pastel de Mousse

de Keto

Tiempo de preparación: 1 hora Porciones:8

Valores nutricionales:

Grasa: 38 g.

Proteína: 8 g.

Carbohidratos: 10 g.

ingredientes:

Para la corteza

- tazas de harina de almendras
- 1/4 de taza de cacao en polvo sin endulzar
- 1/4 de taza de Erythritol
- 1/2 taza de mantequilla derretida

Para el relleno

- tazas de queso crema
- 1/2 taza de chips de chocolate negro, derretidos
- 1/2 taza de Erythritol
- 1 cucharadita de extracto de vainilla
- 1 cucharada de gelatina
- 1 taza de agua hirviendo

Indicaciones:

1. Todos los ingredientes deben combinarse para la corteza en un tazón. Mezcle bien. Empaque la mezcla en una sartén de 9 pulgadas.

2. Combine gelatina y eritritol en un tazón. Agregue una taza de agua hirviendo. Dejar repos en 5 minutos.

3. Batir el queso crema, el chocolate derretido y la vainilla en un tazón separado hasta que estén ligeros y aireados.

4. Agregue gradualmente la mezcla de gelatina en la mezcla de queso crema. Enfríe la mezcla durante 30 minutos y luego extienda sobre la corteza.

5. Ajuste el pastel preparado en el enfriador hasta que esté listo para servir.

EL ALMUERZO DE KETO

Jueves: Almuerzo:

Plato de Jamón y

Brie

Como un hoagie, pero mucho mejor.

Consejo de variación: esta es una situación de mezcla y coincidencia, así que experimenta con diferentes quesos y embutidos.

Tiempo de preparación: 5 minutos tiempo

de cocción: Ninguno sirve 2

Lo que hay en él

- Jamón, en rodajas finas (9 onzas)
- Queso Brie (5 onzas)
- Anchoas (2/3 onzas)
- Pesto verde (2 T)
- Aceitunas Kalamata (10 qty)
- Espinacas bebé (1/6 onza)
- Mayonesa (.5 tazas)
- Hojas de albahaca frescas (10 qty)

El Cookboo de dieta Keto esencial

Cómo se hace

Coloque los ingredientes en un plato con una porción de mayonesa.

Carbohidratos netos: 6 gramos De grasa: 103

gramos

Proteína: 40 gramos

Azúcares: 0 gramos

KETO EN
LA CENA

Lunes: Cena:

Costillas cortas

de ternera en

una olla lenta

Con un poco de preparación, usted tendrá una comida caliente esper te espera al final de un largo día.

Consejo de variación: servir sobre coliflor cortada en cubos o con apio. Tiempo de preparación: 15 minutos Tiempo de cocción: 4 horas Porciones: 4

Lo que hay en él

- Costillas cortas deshuesadas o deshuesadas (2 libras)
- Sal kosher (al gusto)
- Pimienta molida fresca (al gusto)
- Aceite de oliva virgen extra (2 T)
- Cebolla blanca picada (1 qty)
- Ajo (3 dientes)
- Caldo óseo (1 taza)
- Aminoácidos de coco (2 T)
- Pasta de tomate (2 T)

- Vino tinto (1,5 tazas)

Cómo se hace

1. En una sartén grande a fuego medio, agregue el aceite de oliva. Sazona la carne con sal y pimienta. Dore ambos lados.

2. Agregue caldo y costillas doradas a la olla lenta

3. Ponga los ingredientes restantes en la sartén.

4. Hierva y cocine hasta que las cebollas estén tiernas. Unos 5 minutos.

5. Vierta sobre las costillas.

6. Ajuste a 4 a 6 horas en alto o de 8 a 10 horas en mínimos.

Carbohidratos netos: 1 gramo

Grasa: 63 gramos

Proteína: 24 gramos

Azúcares: 1 gramo

www.ingramcontent.com/pod-product-compliance
Lightning Source LLC
Chambersburg PA
CBHW050737030426

42336CB00012B/1607